Das Licht des Friedens

Bewahrt das Licht des Friedens, tragt es
in alle Welt,
damit der Menschen Hoffnung nicht
ganz zu Staub zerfällt.
Reicht es in Freundschaft weiter
und nehmt den Auftrag an. Legt
euren Zwist beiseite, dass Frieden
werden kann. Seid alle guten Wil-
lens, folgt eurem Herzgefühl,
übt Menschlichkeit und Nachsicht, denkt an
das große Ziel.
Bewahrt das Licht des Friedens, tragt es
in alle Welt, damit der Menschen
Hoffnung nicht ganz zu Staub zerfällt.

© Anita Menger 2015

Birgit Terletzki &
Marc Bratek

Weihnachten
endlich genießen

Bibliografische Information der Deutschen Nationalbibliothek: Die Deutsche Nationalbibliothek ver-
zeichnet diese Publikation in der Deutschen Natio-
nalbibliografie; detaillierte bibliografische Daten sind
im Internet über dnb.dnb.de abrufbar.

„Herstellung und Verlag:
BoD – Books on Demand, Norderstedt".

2. Auflage 2020

Umschlaggestaltung: Marc Bratek

ISBN: 978-3-73921-447-4

Wichtiger Hinweis:

Die Autoren haben bei der Erstellung des Buches nach bestem Wissen und Gewissen gehandelt. Sie übernehmen keinerlei Gewährleistung bezüglich Vollständigkeit, Genauigkeit und Praktikabilität, der in diesem Buch vorgestellten Informationen. Es werden ferner keinerlei Garantien bezüglich der zu erzielenden Erfolgschancen gegeben. Dieses Buch ersetzt keine Diagnose und keine medizinische Behandlung. Jeder Leser trägt selbst die Verantwortung für die Nutzung und Umsetzung der hier vorgestellten Informationen. Eine Haftung für Fehler ist ausgeschlossen.

Bitte besuchen Sie uns auch im Internet unter der Adresse: www.gesundheit-lenkt-energie.de

Inhaltsverzeichnis

Vorwort

In der heutigen Zeit ist es nicht immer einfach, sich und all seinen Lieben, Kollegen, Bekannten und Freunden gerecht zu werden. Der Alltagsstress vereinnahmt uns zu jeder Zeit und oft haben wir das Gefühl, das Leben rast wie ein Schnellzug an uns vorbei. Wir haben kaum Zeit innezuhalten und bewusst NICHTS zu TUN.

Doch vor allem die Weihnachtszeit ist die Zeit um mit der Familie zu genießen, nach innen zu schauen, sich bewusst zu machen, wie schön das Leben doch sein kann, aber auch Gutes zu andere zu tun - Menschlichkeit und Mitgefühl zu leben und zu zeigen.

Und weil all diese wunderschönen Momente heute häufig zu kurz kommen, haben wir uns entschlossen dieses Buch zu schreiben.

Wir möchten zum Nachdenken anregen, Sie ermutigen auch mal Grenzen zu überschreiten, die Gedanken anders auszurichten und zu überlegen, ob Sie die Weihnachtszeit wirklich so gestalten, wie Sie und Ihre Familie es eigentlich möchten?

Nutzen Sie dieses Büchlein auch gern als Wegbegleiter, machen Sie sich Notizen und lassen Sie es zu Leben erwachen.

Weihnachten steht vor der Tür

Weihnachten steht vor der Tür.

Was haben Sie gerade gedacht, als Sie diesen Satz gelesen haben?

Oje, ist es schon wieder soweit? Wir hatten doch eben noch Sommerferien? Hat sich Ihr Atem beschleunigt? Haben Sie das Gefühl von aufkommender Hektik verspürt?

Warum verbinden wir diesen einen Satz nur noch mit Stressgedanken und werden nervös und hektisch? Warum freuen wir uns nicht so wie früher, als wir noch Kinder waren, die Adventszeit genossen, wir uns auf die Geschichten gefreut haben, die uns unsere Eltern und Großeltern abends oder besser noch an den Wochenenden vorlasen? All das bei einer Tasse heißen Kakao oder Tee. Die Kerzen das Zimmer in einen warmen, ruhigen Schimmer verwandelten, Plätzchengeruch durch die Wohnung zog und wir die alt bekannten Weihnachtslieder anhörten.

Was haben unsere Augen geleuchtet, wenn die ganze Familie endlich den Weihnachtsbaum schmückte, der Weihnachtsteller mit all seinen verlockenden Früchten, Nüssen und Süßigkeiten hingestellt wurde und wir davon, manchmal auch heimlich, genascht haben?

Warum gelingt es uns heute nicht mehr, diese Zeit so intensiv zu genießen? Im Hier und Jetzt zu leben, einen Gang runter zuschalten und einfach nur für die Familie da zu sein?

Haben wir eine falsche Vorstellung von Weihnachten? Haben sich die Zeiten tatsächlich so geändert, dass Weihnachten nicht mehr als das ruhige besinnliche Fest angesehen werden kann? Oder haben sich unsere Ansprüche über die Jahre hinweg verändert? Vielleicht sogar zum Negativen?

Warum lassen wir uns von der Gesellschaft und den Medien so manipulieren, dass wir unsere wahren inneren Bedürfnisse nicht mehr spüren und so zur Marionette der Konsumgesellschaft werden?

Hier greifen alle Punkte ineinander. Natürlich haben sich die Zeiten und somit auch wir geändert. Waren früher viele Mütter zu Hause, gehen sie heute arbeiten. Das heißt, die Vorbereitungen müssen nun nach Feierabend gemacht werden.

Aber auch unsere Kinder sind heute mehr denn je gefordert – oft wohl auch überfordert.

Wir sehen es an vielen Mitschülern unserer Kinder. Neben der Schule, den zahlreichen Hausaufgaben und Schulprojekten gehen sie mindestens zwei oft sogar mehr Hobbys nach.

Da ist es keine Seltenheit, dass Schüler A heute zum Tanzen geht, morgen ist Reiten angesagt und am Donnerstag wird dann noch ein Kreativkurs besucht. Und die Wochenenden sind vollgepackt mit Familienausflügen. Kein Wunder, dass bereits unsere Kinder gestresst sind, die Eltern natürlich ebenso, denn sie müssen ja alles organisieren und managen und so überträgt jeder seinen Stress auf den anderen.

Harmonie und Langsamkeit ist in den Familien kaum noch vorzufinden. Und das ist auch auf die (Vor)weihnachtszeit übertragbar. Hinzu kommt noch, dass uns die Medien immer und immer wieder zeigen, was wir angeblich alles noch brauchen. Egal ob in den Werbeflyern die regelmäßig ins Haus flattern, die Werbung im TV oder die geschickt genutzte Dauerberieselung in den Kaufhäusern.

Wenn Sie so darüber nachdenken, fallen Ihnen ganz bestimmt noch jede Menge anderer Dinge dazu ein.

Natürlich kann man sich dem nicht entziehen. Doch man kann selbst entscheiden, ob man sich diesem hingibt und weiter in der Maschinerie Weihnachten weilt oder ob man die Kontrolle wieder übernimmt und so selbst bestimmt, inwieweit man sich davon mitreißen lässt.

Wenn Sie sich dessen alles wieder bewusst gemacht haben, sind Sie schon einen ganz entscheidenden Schritt in eine entspannte Zeit gegangen.

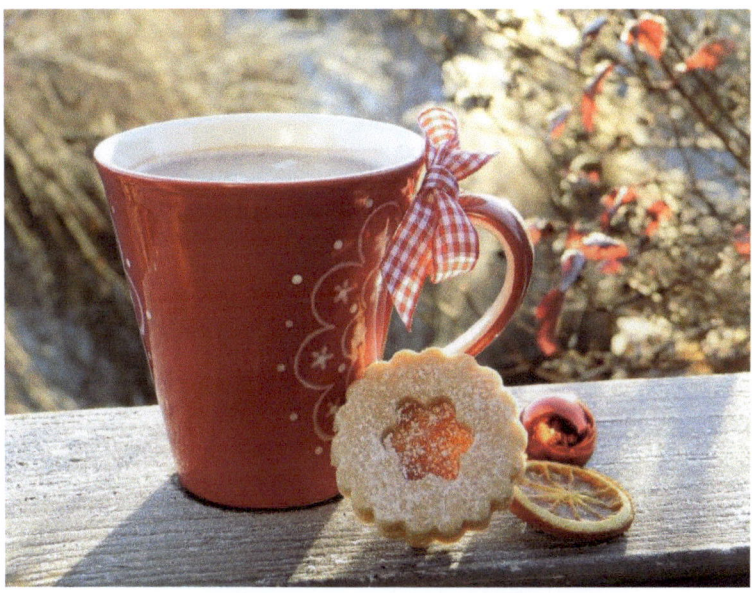

Denn Stress verspürt man nur dann, wenn man die Kontrolle einer Situation verloren hat.

Nun aber haben Sie, die Kontrolle, zurückgewonnen und können selbst entscheiden, wie Sie mit alldem umgehen.

Nachfolgend möchten wir Ihnen ein paar Tipps geben, wie Sie mithilfe der wiedergewonnenen Kontrolle es schaffen, die Adventszeit und die Weihnachtszeit in Ruhe zu genießen.

Was bedeutet für Sie und Ihre Familie Weihnachten?

Setzen Sie sich lange Zeit vor Weihnachten mit der gesamten Familie zusammen und machen Sie sich Gedanken darüber, was Weihnachten für Sie alle bedeutet.

Tragen Sie all das zusammen, notieren Sie dies gegebenenfalls und finden Sie so Ihren persönlichen goldenen Mittelweg für das Fest der Liebe. Sicher kann man es nicht jedem recht machen, aber man kann Kompromisse schließen, sodass jeder sich darin wiederfindet.

Weihnachten ist das Fest der Liebe und der Familie. Doch gerade Teenager finden solche Familienfeste oft als langweilig und unbedeutend. Akzeptieren Sie das und finden Sie einen Kompromiss. Der könnte eventuell so aussehen, dass Heiligabend mit der Familie verbracht wird und an den anderen Tagen können sie sich mit den Freunden treffen.

Weiterhin stellt sich jedes Jahr die gleiche Frage, wo, mit wem und wann man Weihnachten feiert. Vor allem dann, wenn die Familie und Verwandtschaft im ganzen Lande verstreut ist, was ja heute Standard ist. Treffen sich Oma,

Tanten und Schwiegereltern alle bei Ihnen zu Hause? Können Sie dies logistisch überhaupt bewältigen oder fährt man an Heiligabend zur Oma und Tante? Etwas später dann zu den Schwiegereltern und ja der Bruder und die Schwester wollen auch irgendwie mit einbezogen werden. Kommt dann noch die Patchworkfamilie ins Spiel, ist das logistisch und emotional kaum noch zu bewältigen.

Deshalb ist es, um des Friedens aller Familienmitglieder willen, überaus wichtig, sich lange im Voraus klar darüber zu werden, wann, wer, wen besucht und vor allem wo. Bedenken Sie auch, dass sie genügend Ruhephasen und Rückzugsmöglichkeiten bei aller Liebe zur Familie haben. Denn nur so gehen Sie Streitereien und Reibereien aus dem Weg.

Vor allem für Patchworkfamilien wichtig: Tun sie nur das, was Sie auch für richtig halten. Es bringt Ihnen rein gar nichts, wenn Sie zum Beispiel Weihnachten der Kinder zuliebe mit dem Expartner feiern und sich dann nur angiften oder die Stimmung Spannungsgeladen ist. Sie tun sich keinen Gefallen damit, denn die Kinder spüren das und Sie vermiesen ihnen so das Familienfest. Dann ist es besser, doch lieber getrennt zu feiern. Sie können Heiligabend zum Beispiel bei Ihnen und den ersten oder zweiten Feiertag bei dem Expartner feiern. Beziehen Sie aber bei der Entscheidung Ihr Kind mit ein.

Erklären Sie Ihren Kindern, was Weihnachten bedeutet

Erklären Sie Ihren Kindern, was Weihnachten bedeutet und das der Weihnachtsmann nicht alle ersehnten Geschenke bringen kann. Zeigen Sie ihnen, dass Geschenke nur materielle Dinge sind, aber nichts mit Glück, Frieden und Zufriedenheit zu tun haben. Schenken Sie ihnen stattdessen viel Zeit und Liebe und das Bewusstsein wie viel mehr Wert das ist. Oft hilft es auch, sich mit den Kindern an der Aktion „Schuhkarton" zu beteiligen. Sie glauben gar nicht, wie viel Freude und Verständnis sie aufbringen, wenn sie aktiv daran teilhaben können, anderen Kindern, denen es nicht so gut geht, etwas Gutes zu tun.

Planen Sie frühzeitig und verteilen Sie die Aufgaben gerecht

Da Sie nun wissen, wie Ihre Weihnachten aussehen sollen, können Sie sich frühzeitig an deren Planung machen. Denn mit einem klugen Zeitmanagement kann so mancher Weihnachtsstress und Familienstreit umgangen werden.

Setzen Sie sich doch am besten bei einer Tasse Tee, Kaffee oder Kakao gemütlich zusammen und beginnen Sie zu organisieren.

Am besten lässt sich das mit einer To-do-Liste lösen. Notieren Sie zu den Aufgaben auch das Datum oder die Woche, in welcher was erledigt wird. So haben Sie alles im Blick, behalten die Kontrolle, verzetteln und vergessen nichts. Sie wissen nun, sobald Sie die Kontrolle wiedererlangt haben, verspüren Sie keinen Druck, also auch einen Stress mehr.

- Erstellen Sie frühzeitig eine Geschenkliste.

- Legen Sie gegebenenfalls auch das Budget für Geschenke, Freizeitaktivitäten und Lebensmittel fest. Allzu oft wird mehr Geld ausgegeben, als vorhanden ist. Und das ist ein weiterer Stressfaktor – auch nach den Festtagen.

- Wo wollen Sie Weihnachten feiern?

- Wen wollen Sie besuchen?

- Wann wollen Sie denjenigen oder diejenigen besuchen?

- Wer wird zu Ihnen zu Besuch kommen und von wann bis wann?

- Wer bekommt eine Weihnachtskarte?

- Wer besorgt die Weihnachtskarten? Schreiben können Sie diese zusammen und denken Sie daran, sie circa eine Woche vor Weihnachten abzuschicken. Gerade vor Weihnachten ist die Post so ausgelastet, dass man etwas mehr Zeit bis zur Zustellung einplanen sollte.

- Soll der Weihnachtsmann kommen? Wer kümmert sich darum? Weihnachtsmänner über Agenturen sind sehr oft schon im Herbst ausgebucht.

- Was für einen Weihnachtsbaum wollen Sie haben und wo wollen Sie sich diesen besorgen? Wer und wann besorgt ihn?

- Ist genügend Weihnachtsbaumschmuck und Advents-schmuck vorhanden?

- Haben Sie noch genügend Geschenkpapier, Kärtchen, Klebeband und Schleifen? Wer besorgt diese?

- Funktioniert die Lichterkette? Wenn nicht, besorgen Sie sich rechtzeitig eine neue.

- Welche Plätzchen wollen Sie backen? Hier ist manchmal weniger mehr.

- Was wollen Sie an welchem Tag kochen? Wie viele Personen sind an diesem Tag da?

- Erstellen Sie rechtzeitig einen Menüplan und die Einkaufsliste. Getränke und haltbare Lebensmittel können Sie sehr gut schon ein bis zwei Wochen vor Weihnachten besorgen. Alle frischen Lebensmittel dann circa zwei bis drei Tage vorher. Bedenken Sie, dass die meisten Geschäfte wirklich nur an den Feiertagen geschlossen haben. Sie müssen sich also nicht für eine ganze Woche eindecken.

- Gibt es in der Familie Vegetarier oder Veganer? Berücksichtigen Sie das bei der Planung und beziehen Sie diese gegebenenfalls bei der Herstellung und Beschaffung der Gerichte mit ein.

- Gibt es Gerichte, die Sie eventuell schon vorkochen können? Wer kann Ihnen dabei helfen?

- Wollen Sie lieber im Restaurant essen? Dann reservieren Sie frühzeitig. In manchen Gegenden sind diese bereits ein halbes Jahr und früher ausgebucht.

- Wie soll Heiligabend ablaufen? Wann kommt die Verwandtschaft? Wollen Sie zur Christmette oder zum Konzert gehen? Wenn ja, um wie viel Uhr? Benötigen Sie dazu Karten? Dann besorgen Sie diese rechtzeitig. Wann soll Bescherung sein? Vor oder nach dem Abendessen? Gerade, wenn kleine Kinder anwesend sind, sollte man dies berücksichtigen.

Und wie fühlt es sich an? Ist es nicht beruhigend, alles im Griff zu haben? Und noch mehr Freude macht es, wenn die erledigten Punkte abgehakt sind.

Wir zum Beispiel haben unsere To-do-Liste in eine „Ta-Da-Liste" umbenannt. Sprechen Sie beide Wörter mal aus. Die zweite Variante klingt ausgesprochen viel freudiger und es kommt doch irgendwie auch das „erledigt" durch. Ta–Da-fertig.

Macht uns zumindest mehr Spaß damit zu arbeiten und das „tun müssen" ersetzt gefühlt das freudige „erledigt sein".

Schrauben Sie Ihre Erwartungen nicht zu hoch

Gerade weil Weihnachten auch das Fest der Familie schlechthin ist, vielleicht sogar nur an diesem Tag die gesamte Familie zusammenkommt, ist die Sehnsucht nach familiären Frieden, nach emotionaler Nähe und Geborgenheit besonders hoch. Und diese Sehnsucht bestimmt unsere Erwartungen. Erwartungen, die dann so hochgeschraubt sind, dass Enttäuschungen vorprogrammiert sind.

Wenn Sie Weihnachten wirklich genießen wollen, sollte die oberste Regel heißen: Lassen Sie sich nicht unter Druck setzen! Verabschieden Sie sich vom Perfektionismus und verteilen Sie die zu erledigenden Aufgaben gerecht auf alle Angehörigen.

Nobody ist perfect

Nobody ist perfect – auch Sie müssen es nicht sein. Entfliehen Sie also der Perfektionsfalle.

Ja, ich weiß. Das ist wahrscheinlich der schwierigste Part. Doch niemand ist vollkommen und das erwartet auch niemand von Ihnen – höchstens Sie selbst.

Gerade die dunkle Jahreszeit fordert viel mehr Ruhephasen von uns, was schon im Gesetz der Natur liegt. Doch entgegen der Biologie fahren wir hier zur Höchstleistung auf und stellen zu Beginn des neuen Jahres fest, dass wir nichts von dem Fest hatten. Im Gegenteil, wir sind durch die freien Tage gehetzt und beginnen das Neue Jahr gestresst, ausgelaugt und im schlimmsten Fall krank. Besinnen Sie sich auf den Ursprung des Festes. Besinnlichkeit, Ruhe, Dankbarkeit und Achtsamkeit im Beisammensein der Familie. Wen auch immer Sie als Familie definieren.

Vertagen Sie also all das, was Sie sonst auch nicht in Hauruck Aktionen machen würden. Muss das Haus tatsächlich noch einem Grundputz unterzogen werden? Müssen die anstehenden Reparaturen wirklich noch in diesem Jahr durchgeführt werden?

Verschaffen Sie sich stattdessen ganz bewusste Ruhe – und Genussmomente allein und in der Familie, möglichst täglich. So stimmen Sie sich automatisch auf Weihnachten ein. Basteln, Plätzchen backen, das bewusste Schmücken von Adventskränzen und der Wohnung, Geschichten vorlesen, Musik hören oder auch selbst Musizieren, das Kaffeekränzchen bei gemütlichem Kerzenschein mit Freunden, das Spazierengehen an der frischen Luft – alle diese schönen Momente stimmen Sie auf friedvolle und besinnliche Weihnachten ein.

Ja, Sie dürfen sich langweilen. Langweilen in dem Sinne, dass Sie eine lange weile nichts tun müssen.

Ja, Sie dürfen faulenzen.

Ja, Sie dürfen einfach mal nichts tun.

Und ja, Sie dürfen ganz offen dazu stehen.

Bewahren Sie sich Ihren Humor

Sie lesen schon richtig. Unterschätzen Sie den eigenen Humor nicht. Gerade wenn Spannungen entstehen, vielleicht auch nicht alles nach Plan läuft – betrachten Sie das Ganze mit etwas Humor. Das nimmt den Druck aus der Sache und Sie sehen vieles leichter. Auch nehmen Sie so Ihren Gästen den Wind aus den Segeln, auf den Zug aufzuspringen und negative Gedanken zu äußern. Wenn Sie die Dinge gelassen und mit Humor betrachten und Ihren „Nicht-Perfektionismus" akzeptieren, dann werden das auch Ihre Gäste tun.

Setzen Sie Prioritäten

Auch wenn Sie schon lange vorher Ihre „Ta-Da-Liste" erstellt haben und sich an dieser bis jetzt erfolgreich orientiert haben, können immer unvorhergesehene Ereignisse eintreten.

Lassen Sie sich davon nicht stressen.
Akzeptieren Sie es, denn ändern können Sie es ohnehin nicht. Stellen Sie sich in einer solchen Situation immer die Frage, was für Sie am wichtigsten ist.

Ist es zum Beispiel das Aufstellen des Weihnachtsbaumes oder das Zubereiten des Weihnachtsmenüs? Ist es der Einkauf von weiterem Adventsschmuck oder ist es in dem Moment für Sie besser mit der Familie über den Weihnachtsmarkt zu bummeln oder eine Weihnachtsgeschichte den Kindern vorzulesen?

Tun Sie immer nur das, was Ihnen in dem Moment guttut, denn das tut Ihrer Familie auch gut. Sobald Sie in Hektik und Stress verfallen, übertragen Sie dies auch auf Ihre Umgebung.

Halten Sie sich soweit es geht an die Routine

Dieser Punkt ist vor allem an Familien mit noch kleineren Kindern gerichtet. Denn sie benötigen eine regelmäßige Routine. Das gibt ihnen Halt und Sicherheit und die nötige Ruhe für ihre Entwicklung. Weichen Sie also auch an den Feiertagen nicht unnötig davon ab. Wenn die Kinder noch einen Mittagsschlaf benötigen, dann planen Sie den Tag so, dass sie ihn auch bekommen. Sonst werden sie nachmittags quengelig und Sie geraten wieder in Unruhe und Hektik.

Beziehen Sie die gesamte Familie in die Weihnachtsvorbereitungen ein

Sie müssen nicht alles alleine machen. Beziehen Sie Ihre Familie in die Vorbereitungen mit ein. Und bedenken Sie immer, dass es Spaß machen soll. Vor allem das Schmücken und Dekorieren der Wohnung oder des Hauses sind sehr zeitaufwendig und kann in Hektik und Streitereien ausarten. Vor allem dann, wenn Sie dies noch nebenbei zu Ihrer täglichen Arbeit und Hausarbeit wie putzen, kochen und einkaufen erledigen müssen. Wir haben es uns zu einer sehr schönen Tradition gemacht, dass alle beim Schmücken und Dekorieren helfen, wir uns mit schöner Adventsmusik einstimmen, Plätzchen haben wir meist schon eine Woche zuvor gebacken. So gönnen wir uns immer wieder kleine Genusszeiten zwischendurch.

Wir sitzen gemütlich bei einer Tasse Kakao oder Tee, musizieren und schmücken weiter. Und wenn wir nachmittags fertig sind, wird die erste Adventskerze am Kranz angezündet und wir erfreuen uns an dem gemeinsamen Werk. An diesem Tag geht es bei uns wirklich immer harmonisch zu und alle freuen sich darauf.

Vielleicht finden Sie ja Ihre ganz eigene besinnliche Tradition, um sich auf die Weihnachtszeit einzustimmen.

Atmen Sie aufkommende Hektik einfach weg

Haben Sie sich schon mal Gedanken gemacht, ob Sie richtig atmen?

Da wir heute gewissermaßen im Dauerstress leben, sind die meisten von uns zu „Brustatmer" geworden. Das heißt, die Atmung ist flach – und somit falsch und gesundheitsgefährdend. Doch mit einer richtigen Atmung sind Sie in der Lage, sich ganz schnell zu entspannen. Deshalb möchte ich Ihnen an dieser Stelle die Bauchatmung vorstellen. Und so funktioniert es:

Legen Sie sich flach auf den Rücken und legen Sie sich die Hand auf den Bauch. Entspannen Sie die Bauchmuskeln und atmen Sie tief in den Unterbauch ein, bis sich Ihre Hand hebt.

Nun atmen Sie langsam wieder aus, dabei sollte sich die Hand auf dem Bauch deutlich senken.

Setzen Sie sich nun aufrecht hin und halten Sie die rechte Hand an den Unterbauch, die linke an die Brust. Atmen Sie durch die Nase ein, und zwar so, dass sich die rechte Hand mit der Atmung hebt und senkt, während sich die linke Hand kaum bewegt. Nun atmen Sie durch die Nase oder durch den leicht geöffneten Mund wieder aus.

Das Einatmen sollte etwa 5 Sekunden andauern und das Ausatmen ebenso lang.

Nutzen Sie die Zeit für mehr Achtsamkeit

Die (Vor)weihnachtszeit nutzen wir häufig auch, um einen Rückblick auf das bisherige Jahr zu werfen. Oft verbunden mit der Feststellung, dass das Jahr wieder so extrem schnell vergangen ist und man gar nicht so recht weiß, wo es eigentlich hin ist. Ja, wir sind uns nicht mehr bewusst, was wir das Jahr über eigentlich getan haben. Im Groben bekommen wir es noch zusammen, aber wenn man es detaillierter beschreiben sollte, hat man schon so seine Schwierigkeiten. Oft folgt dann der Vorsatz, im kommenden Jahr alles anders und langsamer angehen zu wollen. Kennen Sie das nicht auch? „Also nach Weihnachten gehe ich alles definitiv langsamer an und mache mir nicht mehr solch einen Stress". So oder ähnlich hören wir viele Äußerungen. Doch warum so lange warten?

Warum nicht die besinnliche Zeit nutzen, um Entschleunigung und Achtsamkeit zu leben, zu lernen und im Alltag anzuwenden?

Achtsamkeit ist das A und O für ein entspanntes und bewusstes Leben. Und Achtsamkeit oder auch Aufmerksamkeit kann man in jeder Situation leben. Achtsamkeit bedeutet ALLES, um sich herum mit der ungeteilten Aufmerksamkeit zu beobachten und wahrzunehmen. Wir verlieren uns nicht in Gedanken, diese schweifen auch nicht ab, wir sind uns dessen voll bewusst, was wir sehen, beobachten und wahrnehmen. Wir richten unsere gesamte Konzentration auf diesen einen Augenblick.

Man kann Achtsamkeit wieder erlernen, ebenso wie wir unseren natürlich angeborenen Instinkt wieder fördern und aktivieren können. Babys und kleine Kinder können das noch sehr gut, denn es ist ein Gesetz der Natur. Schauen Sie sich doch mal die kleinen Kinder an. Wenn diese in ein Spiel vertieft sind oder einen Gegenstand „untersuchen" – sie bekommen nichts um sich herum mit. Sie sind voll und ganz bei nur EINER Sache. Leider haben wir das im Laufe unseres Lebens verloren. Doch es nicht zu spät. Sie können es wieder lernen. Und es lohnt sich. Denn wer Achtsamkeit lebt, verändert auch sein Denken und seine Gedanken wohltuend. Sie werden wieder bewusster durchs Leben gehen, entspannter und gelassener sein und bewusst das Hier und Jetzt erfahren.

Eine ganz einfache Übung ist das achtsame Atmen. Schließen Sie die Augen und konzentrieren Sie sich nur auf Ihren

Atem. Lassen Sie alle aufkommenden Gedanken ziehen. Richten Sie Ihre ganze Aufmerksamkeit auf Ihren Atem.

Und nun möchten wir Ihnen noch eine „weihnachtliche" Achtsamkeitsübung an die Hand geben und würden uns freuen, wenn Sie sie einmal ganz bewusst ausprobieren. Machen Sie sie ruhig auch mit Ihren Kindern. Sie werden erstaunt sein, wie viel Spaß sie daran haben werden und was sie anschließend zu berichten haben.

Achtsamkeitsübung „Plätzchen essen."

Nehmen Sie das Plätzchen in die Hand.

Nun betrachten Sie es. Ist es rund? Ist es oval? Ist es vielleicht ein Stern? Sind die Ecken vom Backen etwas abgebrochen?

Und nun riechen Sie daran. Ist es sehr süß? Riecht es nach Zimt, Vanille oder anderen weihnachtlichen Gewürzen? Versuchen Sie diese zu definieren.

Sie halten das Plätzchen noch immer in der Hand. Wie fühlt es sich an? Zerläuft der Zucker oder die Schokolade? Ist es eher flach oder dicker und rund?

Jetzt beißen Sie genüsslich hinein und lassen das Plätzchen auf der Zunge zergehen? Schmeckt es tatsächlich nach den Gewürzen und Zutaten, die Sie gerochen haben? Ist es weich oder eher von fester Konsistenz?

Wie fühlt es sich während des Kauens an? Trocken oder eher saftig, fruchtig?

Wie hat sich die erste schmackhafte Achtsamkeitsübung angefühlt? Spürten Sie ein viel bewussteres Genießen?

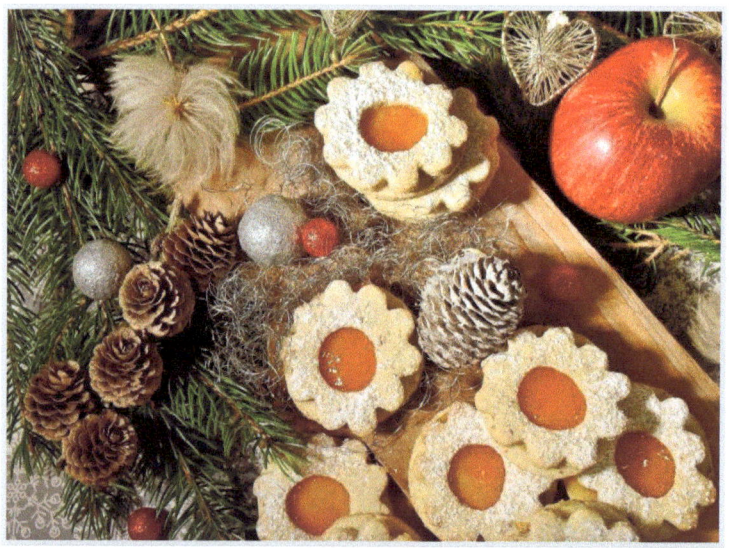

Achtsamkeit ist das A und O für ein entspanntes und bewusstes Leben. Wer Achtsamkeit lebt, verändert auch sein Denken und seine Gedanken wohltuend.

Seien Sie Dankbar

Seien Sie dankbar, denn Dankbarkeit macht glücklich.

Nutzen Sie diese Zeit, um wieder mehr im Hier und Jetzt zu leben. Seien Sie dankbar und zufrieden für das, was Sie haben. Das sind zwei ganz wesentliche Punkte um nicht nur zu Weihnachten, sondern das gesamte Leben stressfreier und gesünder zu leben. Dankbare Menschen haben zudem eine positive Ausstrahlung. Wir fühlen uns wohl in ihrer Umgebung. Wir haben sogar das Gefühl, uns in ihrem Umfeld vitaler, energiegeladener und freier zu fühlen.

Für mich ist es im Übrigen ein sehr schönes Abendritual geworden, Dankbarkeit zu spüren. Ich habe bei einer meiner Wanderungen in den Alpen einmal einen ganz besonders schönen Stein gefunden. Durch die Ruhe in den Bergen und die Verbundenheit mit der Natur hörte ich wieder viel leichter in mich hinein. Ich folgte meinen Gedanken, jedoch ohne zu grübeln. Und da verspürte ich den Impuls, diesen Stein – und genau diesen Stein – als meinen persönlichen Dankbarkeitsstein anzunehmen. Ich nehme jeden Abend, bevor ich einschlafe, meinen Dankbarkeitsstein in beide Hände, schließe meine Augen und sage mir in Gedanken, wofür ich an diesem Tag Dankbarkeit verspüre. Das kann ein Ereignis des Tages sein, etwas was ich erreicht habe, etwas was ich erreichen möchte, aber auch meine Gesundheit, meine Familie oder oder oder.

Vielleicht mögen Sie ja die Adventszeit nutzen, und das auch mal ausprobieren? Sie werden feststellen, dass Sie mit sich und Ihrer Umwelt zufriedener werden.

Lassen Sie die Vergangenheit ruhen und schließen Sie Frieden

Sie können das Vergangene nicht ändern. Das Leben findet im Hier und Jetzt statt. Was bringt es also, immer und immer wieder im Vergangenen zu verweilen und zu grübeln? Nehmen Sie Ihre Vergangenheit so an wie sie ist. Natürlich hat Sie Ihre Vergangenheit geprägt, doch Sie allein haben es in der Hand, ob die Zukunft weiterhin auf der Vergangenheit aufgebaut ist. Finden Sie Ruhe mit dem Vergangenen, nehmen Sie das an, was für Sie gut ist und alles andere lassen Sie von Herzen und in Frieden und Dankbarkeit ziehen. Es muss von Herzen kommen. Das Vergangene hat Sie zudem gemacht, was Sie heute sind, hat Ihre Schwächen und Stärken geprägt. Nun liegt es an Ihnen all das Gute für ein Leben im Hier und Jetzt zu nutzen.

Nutzen Sie die Weihnachtstage für Vergebung. Vergeben Sie sich und anderen und finden Sie Ihren inneren Frieden. Akzeptieren Sie das was ist. Werden Sie sich bewusst, dass Sie Situationen und Menschen um sich herum nicht ändern können, doch Sie können die Rahmenbedingungen und Ihre eigenen Verhaltens- und Denkweisen ändern. Befreien Sie sich von den Zwängen und versuchen

Sie die Vergangenheit mit Abstand zu betrachten, ohne zu bewerten.

Manchmal bedeutet das große Ganze zu sehen genau dies: Einen Schritt zurückzutreten, das Ganze zu betrachten und zu erkennen, dass eine von Stress, Angst, Verzweiflung, Neid oder Hass erfüllte Situation nur ein kleiner Teil ist.

Weihnachten sollte man froh, besinnlich und möglichst unbelastet begehen. Schrauben Sie Ihre Erwartung herunter und betrachten Sie diese Zeit einfach nur als Fest der Liebe und Familie. Auch wenn das Fest eigentlich ein religiöses Fest ist, so können auch nichtreligiöse Menschen dieses Fest für sich genießen. Betrachten Sie es als ein Fest der Dankbarkeit. Seien Sie dankbar für das, was Sie haben.

Denn Weihnachten hat nichts mit Dekorieren zu tun. Es spielt also keine Rolle, ob Sie einen Weihnachtsbaum haben oder nicht.

An Weihnachten geht es auch nicht um Geschenke. Auch wenn uns das die Konsumgesellschaft tagtäglich und überall vermitteln will. Die besten Geschenke sind immer noch die, die wirklich von Herzen kommen. Und das kann auch einfach nur eine Einladung zu sich nach Hause sein, um das Zusammensein zu genießen.

Weihnachten ist nicht das Festhalten an Traditionen. Auch diese können über die Jahre überholt sein. Und ja, es dürfen neue Traditionen entstehen. Weihnachten ist nicht das Festhalten am Alten. Es darf auch Neues entstehen.

Das schönste Weihnachten einer Kundin von uns waren die Weihnachtstage aus ihrer Kindheit, als sie nichts dafür tun musste. Sie durfte einfach die Adventszeit genießen und freute sich auf das Zusammensein mit der Familie. Und sie erzählte auch, dass sie sich am meisten über das obligatorische Buch freute, welches sie von ihren Eltern geschenkt bekommen habe. Sie habe es geliebt, es auszupacken, an den Seiten zu riechen und konnte es kaum erwarten, wenn sie sich damit in ihr Zimmer verkriechen und endlich lesen konnte. Sie durfte sich einfach langweilen – LANGE mit ihrem neuen Buch verWEILEN.

„Finde Ruhe mit dem Vergangenen, nimm das an, was gut für dich ist und lasse alles andere von tiefstem Herzen und in Frieden und Dankbarkeit ziehen."

Alle Tipps auf einen Blick

Und nun möchte ich Ihnen noch mal die wichtigsten Tipps für eine entspannte (Vor)weihnachtszeit zusammenfassen:

Nehmen Sie sich bewusst Zeit für sich und die Familie.

Setzen Sie Prioritäten.

Tun Sie etwas Gutes für andere Menschen.

Schaffen Sie sich tägliche Entspannungsmomente.

Führen Sie positive Selbstgespräche, sobald Sie wieder in das Rad des Weihnachtsstresses geraten. Hierbei helfen auch positive Affirmationen oder Mantras.

Schrauben Sie Ihre Erwartungen herunter.

Gehen Sie mindestens einmal am Tag an die frische Luft. Bewegung an der Luft senkt nachweislich den Stresspegel, setzt Glückshormone frei und stärkt das Immunsystem.

Auch ausreichend Schlaf ist ausschlaggebend für ein entspanntes, gelassenes und gesundes Leben.

Nutzen Sie die Zeit für Atemübungen. Wir atmen viel zu flach, sodass viel zu wenig Sauerstoff in unseren Körper gelangen kann. Sauerstoff ist aber für ein gesundes Leben essenziell. Und sobald wir in eine stressige Situation geraten wird der Atem automatisch flacher.

Vermeiden Sie übermäßigen Alkohol, Koffein – und Zuckerkonsum. All das lässt unsere Stresshormone explodieren.

Achten Sie während der „Schlemmertage" ebenso auf ausreichend Obst und Gemüse.

Nutzen Sie die besinnlichen Tage wirklich einmal dazu, um sich zu Besinnen. Erinnern Sie sich an das, was Sie haben und seien Sie täglich dankbar.

Nehmen Sie sich bewusste Auszeiten und schaffen Sie Rückzugspunkte und Ruhe-pausen. Nicht nur Sie brauchen das, sondern auch alle anderen Weihnachtsfeiernden.

Schließen Sie mit der Vergangenheit ihren Frieden und schauen Sie nach vorn.

Vermeiden Sie Gesprächsthemen die in der Familie zu Streitereien und Missverständnissen führen können.

Weihnachten ist das Fest der Liebe und Familie. Begehe dieses besinnlich, froh, unbelastet und ohne Zwang.

Weihnachtsplätzchen ohne Reue

Was wäre Weihnachten ohne Plätzchen? Und dass diese zudem auch noch gesund und lecker sein können, dass möchten wir Ihnen anhand unserer Lieblingsplätzchen zeigen.

Wir persönlich bevorzugen eine Ernährung vorwiegend gluten –und zuckerfrei.

Viele denken jedoch, dass das zu Weihnachten so gar nicht praktikabel ist.

Aus diesem Grunde geben wir Ihnen hier Rezepte an die Hand, die Sie sowohl mit normalem Mehl aber auch glutenfrei nachbacken können. Als Zuckerersatz verwenden wir Birkenzucker und Kokosblütenzucker.

Weizenmehl sollten Sie möglichst meiden. Als wirklich gute Alternative empfehlen wir dafür Dinkelmehl. Wer es etwas milder mag, kann auch gern Kamutmehl verwenden, welches Sie in einem gut sortierten Bioladen erhalten. Die Zeitangaben für das Backen der Plätzchen basieren auf Umluft mit Ober- und Unterhitze. Passen Sie diese bitte gegebenenfalls für sich an.

Probieren Sie ruhig auch einmal die gesündere Variante aus – es lohnt sich.

Zimtsterne mit Dinkelmehl oder Kamutmehl

ZUTATEN

3 Eigelb, 75 g Birkenzucker, 3 TL Zimt, 1 Vanilleschote oder 2 EL Vanillezucker, 150 g gemahlene Mandeln, 100 g Dinkel- oder Kamutmehl, 1 TL Backpulver

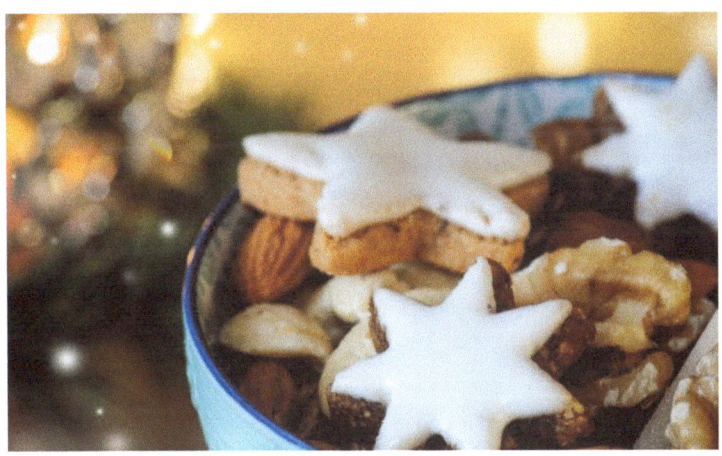

ZUTATEN FÜR DIE GLASUR

150 g gemahlener Birkenzucker, 2 bis 3 EL Wasser

ZUBEREITUNG

Eigelb, Zucker, Zimt und das Mark einer Vanilleschote (ersatzweise den Vanillezucker) schaumig schlagen. Dann heben Sie die Mandeln, das Mehl, das Backpulver unter und vermengen es gut.

Jetzt rollen Sie den Teig aus und können die Sterne ausstechen. Diese auf ein mit Backpapier ausgelegtes Backblech verteilen und bei circa 180 bis 200 Grad im Backofen für 10 bis 15 Minuten ausbacken.

In der Zwischenzeit können Sie das Wasser mit dem gemahlenen Birkenzucker vermengen und über die fertigen aber noch warmen Zimtsterne streichen.

Zimtsterne glutenfrei

ZUTATEN

3 Eiweiß, 70 g Birkenzucker, 300g Mandeln, 6 TL Zimt

ZUBEREITUNG

Eiweiß steif schlagen und mit dem Birkenzucker schaumig rühren. Die Hälfte vom Zuckerschnee für die Glasur zur Seite stellen. Anschließend die Mandeln und den Zimt hinzugeben.

Den Teig ausrollen und die Sterne ausstechen. Diese bei circa 160° auf mittlerer Schiene für etwa 8–10 Minuten im Ofen backen. Die Backzeit kann von Ofen zu Ofen unterschiedlich sein. Passen Sie diese gegebenenfalls an. Die Glasur mit einem Pinsel auftragen und mindestens 4 Stunden abkühlen lassen!

Glutenfreie Elisenlebkuchen

ZUTATEN

150 g gemahlene Haselnüsse, 100g gemahlene Mandeln, 50 g Reismehl, 40 g Walnüsse, 50 g ganze Haselnüsse, 30 bis 70 g Marzipan (je nach Wunsch), 3 Eier, 75 g Birkenzucker, 3 EL Ahornsirup, 3 EL Honig, 1/2 TL geriebene Orangenschale, 2 bis 3 TL Lebkuchengewürz, glutenfreie Oblaten (erhältlich im Reformhaus)

ZUBEREITUNG

Eier mit dem Birkenzucker schaumig schlagen und Ahornsirup, Honig und Orangenschale dazugeben.

Walnüsse klein hacken.

Marzipan zu einer Rolle rollen und in kleine Stücke schneiden. In einer weiteren Schüssel die Mandeln, Walnüsse, Haselnüsse, das Marzipan und das Lebkuchengewürz vermengen. Das Gemisch nun langsam dem Ei-Zucker-Gemisch zufügen. Zum Schluss das Reismehl unterrühren. Die Schüssel abgedeckt für circa sechs Stunden in den Kühlschrank stellen.

Das Backpapier auf einem Backblech auslegen.

Stellen Sie sich eine Waage bereit, damit alle Stücke möglichst gleich groß werden.

Formen Sie nun jeweils 10 bis 25 Gramm Teig zu einer Kugel, geben Sie diese auf eine Oblate und legen Sie diese auf das Backblech.

Wenn Sie keine Oblaten zur Hand haben, dann können Sie darauf natürlich auch verzichten.

Das mit den Elisenlebkuchen belegte Blech nun bei 175 Grad für ungefähr 15 bis 20 Minuten im Ofen auf vorletzter Schiene backen. Anschließend für circa eine Stunde abkühlen lassen und nach Belieben mit Schokolade oder Zuckerglasur überziehen.

Die Zuckerglasur können Sie auch aus Wasser und Birkenzucker herstellen. Wenn Sie etwas Frische hineinbringen wollen, dann geben Sie einige Spritzer frisch gepressten Orangensaft dazu.

Selbstgemachte Schokolade

ZUTATEN

125 g Kakaobutter (erhältlich im Bioladen), 50 g reines Kakaopulver, 2 bis 3 EL Ahornsirup

ZUBEREITUNG

Die Kakaobutter bei geringer Hitze über einem Wasserbad schmelzen lassen. Nun den Kakao unterrühren und solange gut verrühren, bis sich das ganze Pulver gleichmäßig vermengt hat. Jetzt noch den Ahornsirup dazugeben, vermengen und fertig ist die Schokolade.

Wenn Sie diese für Ihren Lebkuchenüberzug verwenden möchten, dann gleich nach der Zubereitung (im noch flüssigen Zustand) verwenden

Ansonsten können Sie diese in kleine Förmchen geben und im Kühlschrank auskühlen lassen.

Kokosmakronen

ZUTATEN

250g Kokosraspeln, 200g Birkenzucker, 3 Eiweiß, 2 EL Zitronensaft, eine Prise Salz

ZUBEREITUNG

Eiweiß schaumig schlagen, Birkenzucker unterheben, eine Prise Salze dazugeben. Die Kokosraspel langsam hinzufügen, 2 EL Zitronensaft zugeben und alles gut verrühren. Den Teig ca. 20 Minuten ziehen lassen.

Bei 160° auf mittlerer Schiene für etwa 8–10 Minuten backen lassen.

Glutenfreie Lebkuchen

ZUTATEN

3 EL Rohkakaopulver, 150g Butter 150g Birkenzucker, 2 Eier, 1 Prise Salz1,5 EL Lebkuchengewürz, 150g glutenfreies Mehl 100g gemahlene Mandeln, 1,5 TL Backpulver

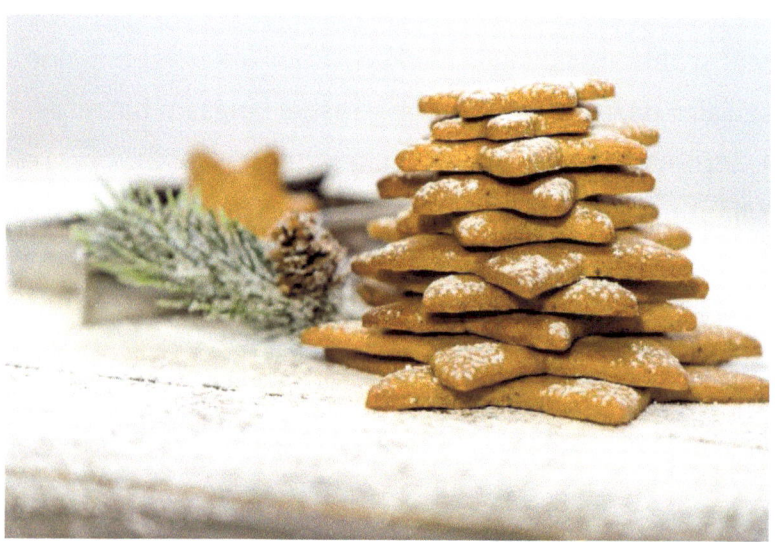

ZUBEREITUNG

Die Butter über einem Wasserbad schmelzen und abkühlen lassen.

In einer weiteren Schüssel die Eier mit dem Birkenzucker schaumig rühren. Das Lebkuchengewürz, den Kakao, die geschmolzene Butter und das Salz dazugeben und alles gut verrühren.

Nun das Mehl, Backpulver und die Mandeln gut vermischen und löffelweise mit dem Rest verrühren.

Den Teig in eine mit Backpapier ausgelegte (Brownie) Backform oder in eine andere eckige höhere Backform geben und für ungefähr 30–35 Minuten bei 180° backen. Nachdem die Lebkuchen abgekühlt sind, diese mit einer Schokoladenkuvertüre (siehe Rezept) überziehen und anschließend in kleine Stücke schneiden.

Glutenfreie Dominosteine

ZUTATEN FÜR DEN TEIG:

4 Eier, 200g Birkenzucker, 100g Haselnüsse, 50g gemahlene Mandeln, 150g glutenfreies Mehl (Lupinenmehl, Amaranthmehl), 2 TL Backpulver, 3 EL Kakao, jeweils 1 Messerspitze gemahlene Nelke, Piment und Zimt, Salz

ZUBEREITUNG TEIG

Eier, Birkenzucker und Salz schaumig rühren, Zimt, Nelke und Piment dazu geben.

In einer weiteren Schüssel Kakao, Nüsse, Mehl und Backpulver verrühren und langsam dazugeben.

Das Ganze nun am besten in eine Brownieform, welche mit Backpapier ausgelegt ist, füllen und bei etwa 200° für ungefähr 15–20 Minuten backen. Auf einem Gitter mindestens 30 Minuten abkühlen lassen und waagrecht durchschneiden.

ZUTATEN für selbst gemachtes MARZIPAN

200 g blanchierte gemahlene Mandeln, 80 g gemahlener Birkenzucker (den können Sie in einen Mixer zum Mahlen geben), 10 g Rosenwasser, 5 Tropfen Bittermandelöl

ZUBEREITUNG MARZIPAN

Die Mandeln mit dem gemahlenen Birkenzucker vermengen. Rosenwasser und Bittermandelöl nach und nach zugeben, alles so lange gut durchkneten, bis die Masse schön geschmeidig ist. Das nun entstandene Marzipan zu einer Rolle formen.

Wenn Sie nicht alles Marzipan verbrauchen, können Sie dieses in einem luftdichten Behälter im Kühlschrank einige Zeit aufbewahren.

ZUTATEN für die FÜLLUNG

400g Quittengelee, 400g Marzipan (selbst gemacht), 200g Birkenzucker

ZUBEREITUNG FÜLLUNG

Bei geringer Hitze das Gelee in einem Topf, unter ständigem Rühren flüssig werden lassen. Marzipan mit dem Birkenzucker vermengen und zu einer Platte ausrollen. Die

Hälfte vom flüssigen Gelee auf der unteren Teigplatte verstreichen, antrocknen lassen, die Marzipanplatte darauf setzen und mit der anderen Hälfte vom Gelee bestreichen und obere Teigplatte darauf setzen. Teig in kleine eckige Stücke zerschneiden.

GLASUR

300g Kuvertüre (selbst gemachte)

Wenn Sie diese selbst machen möchten, benötigen Sie 80 g Kakaobutter (erhalten Sie im Reformhaus), 3 gehäufte EL Kakaopulver, 3 EL Ahornsirup

ZUBEREITUNG KUVERTÜRE

Die Kakaobutter bei geringer Temperatur über einem Wasserbad schmelzen lassen. Anschließend mit dem Kakaopulver und den Ahornsirup gut vermengen.

Nun mit einem Pinsel die Lebkuchen bestreichen oder wenn Sie mögen und keine Oblaten darunter haben in die gesamte Glasur tauchen und auf einem Rost abkühlen lassen!

Glutenfreie Vanillekipferl

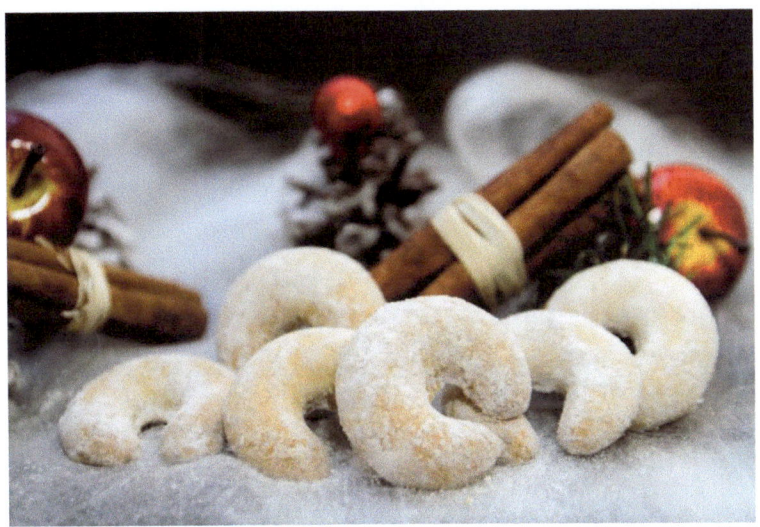

ZUTATEN

1 Vanilleschote, 200 g zimmerwarme Butter, 50 g Birkenzucker, 1 Prise, Salz, 3 Eigelb von M- Eiern, 280 g gemahlene Mandeln, 100 g Amaranthmehl, 150 g Birkenzucker

ZUBEREITUNG

Achten Sie bitte unbedingt darauf, dass Sie die Butter
rechtzeitig aus dem Kühlschrank nehmen.

Die Vanilleschote längs aufschlitzen und das Mark heraus-kratzen. Butter, Vanillemark, Birkenzucker, Prise Salz und Eigelb zu einem cremigen Teig verrühren.

Die gemahlenen Mandeln und das Mehl zugeben und alles zu einem festen Teig verarbeiten. Den Teig in Frischhalte-folie wickeln und über Nacht im Kühlschrank ruhen lassen.

Am nächsten Tag den Teig längs in vier bis fünf gleich große Stücke schneiden. Wenn er zu hart ist, dann lassen Sie ihn etwas stehen, so lässt er sich besser verarbeiten.

Die einzelnen Stück in dünne, gleich große Scheiben schneiden, in der Hand rollen und zu kleinen Kipferln for-men.

Den Ofen auf 190 Grad Ober-/Unterhitze vorheizen.

Die Kipferl mit etwas Abstand auf ein Backblech mit Back-papier legen.

Auf der mittleren Schiene im Ofen hellbraun backen. Dies dauert ca. 10 Minuten, sie verbrennen leicht, deshalb ständig kontrollieren.

In der Zwischenzeit eine weitere Vanilleschote aufschlitzen und auskratzen und mit 150 Gramm Birkenzucker vermischen.

Die fertigen Vanillekipferl etwas abkühlen

lassen. Bitte beachten Sie: Diese müssen noch warm sein, wenn Sie sie nun in einer Schüssel vorsichtig mit dem Vanillemark-Birkenzucker-Gemisch vermengen. Sonst nehmen diese den Zucker nicht richtig an. Aber im warmen Zustand können die Kipferl sehr leicht brechen.

Verwendung der Schale der Vanilleschote

Die ausgeschabten Vanilleschoten können Sie in ein mit Birkenzucker gefülltes Schraubglas legen. So haben Sie einen sehr aromatischen und vor allem gesunden Vanillezucker.

Schoko-Mandel-Makronen

ZUTATEN

200 g Birkenzucker, 4 Eiweiß, 125 g Schokolade, 80 g gemahlene Mandeln, Oblaten

ZUBEREITUNG

Die Schokolade fein reiben.

Eiweiß steif schlagen und mit dem Zucker langsam vermengen.

Die Schokolade und die gemahlenen Mandeln vorsichtig unterheben und für circa 10 Minuten ziehen lassen. Nun die Masse als Häufchen auf den Oblaten verteilen und bei circa 150 Grad im Backofen für 35 bis 40 Minuten backen lassen.

Aprikosenküsschen

ZUTATEN

3 Eiweiß, 200 g gemahlener Birkenzucker, 250 g gemahlene Mandeln, 250 g klein geschnittene getrocknete Aprikosen, Backoblaten

ZUBEREITUNG

Eiweiß steif schlagen, den gemahlenen Birkenzucker unterrühren und die gemahlenen Mandeln und Aprikosenstückchen unterheben. Von dieser Masse kleine Häufchen auf die Oblaten verteilen und bei circa 150 Grad für etwa 30 Minuten backen. Bitte schauen Sie des Öfteren nach, und passen Sie die Zeit an Ihren Ofen an.

Ta-Da-Liste für eine entspannte (Vor)weihnachtszeit

8 Wochen bis Weihnachten

Geschenkliste erstellen und notieren, wer was bekommt.

Wenn Sie selbst kreativ werden möchten, dann beginnen Sie jetzt diese Geschenke herzustellen.

Soll der Weihnachtsmann kommen? Dann bestellen Sie ihn jetzt schon.

Möchten Sie zu Weihnachten essen gehen? Reservieren Sie jetzt in Ihrem Lieblingsrestaurant.

Sie verreisen zu Weihnachten und nutzen die öffentlichen Verkehrsmittel? Dann buchen Sie jetzt die Tickets. Meist sind sie zu diesem Zeitpunkt auch noch günstiger.

Sie haben noch Arzttermine oder Ähnliches für dieses Jahr auf dem Plan? Dann machen Sie jetzt noch schnell einen Termin aus. Sonst kann es sein, dass Sie erst im neuen Jahr diesen wahrnehmen können.

Machen Sie sich Gedanken über den Adventskalender. Soll es einen fertigen geben oder wollen Sie diesen selbst befüllen?

Besorgen Sie jetzt schon die Dinge, die Sie in den selbst befüllten Adventskalender geben möchten.

7 Wochen bis Weihnachten

Überprüfen Sie Ihre vorhandene Weihnachtsdekoration. Wenn etwas ausgetauscht werden muss, dann haben Sie jetzt noch Zeit und Auswahl.

Sie wollen vor Weihnachten noch zum Friseur? Dann vereinbaren Sie jetzt einen Termin.

6 Wochen bis Weihnachten

Machen Sie sich Gedanken darüber, ob Sie den Adventskranz selber gestalten oder einen fertigen kaufen wollen?
Beginnen Sie gegebenenfalls jetzt schon die Utensilien zu
kaufen. Denken Sie auch an die vielen Kerzen, die Sie für
die Festtage benötigen.

Planen Sie Ihr Weihnachtsessen und besorgen Sie gegebenenfalls schon jetzt Gans, Ente, Truthahn, oder was auch
immer Sie an diesen Tagen Besonderes kochen möchten.
Vor allem beim Biofleisch kann es sonst sehr eng werden.

Für Weihnachtskonzerte oder Gottesdienste benötigt man
Eintrittskarten? Dann ist es an der Zeit, diese zu besorgen.

Spätestens jetzt sollten Sie die restlichen Geschenke or-
dern. Berücksichtigen Sie dabei auch die Kleinigkeiten
zum Nikolaus. Benötigen Sie hierfür kleine Nikolausstiefel
für alle Familienmitglieder oder sollen diese ihre Stiefel
geputzt hinstellen?

5 Wochen bis Weihnachten

Geschenkband, Geschenkpapier, Schleifen und Anhänger besorgen. Weihnachtskarten kaufen oder selber basteln.

Welche Plätzchen wollen Sie backen? Beginnen Sie schon jetzt, dann müssen Sie nicht alle auf einmal backen.

Überprüfen Sie Ihre Lichterketten. Funktionieren diese alle noch? Jetzt haben Sie noch eine reale Chance die passende zu bekommen.

4 Wochen bis Weihnachten

Kontrollieren Sie, ob Sie alle Geschenke zusammen haben. Welche Geschenke müssen verschickt werden? Beginnen Sie damit am besten jetzt schon, damit sie pünktlich zum Fest ankommen.

Haltbare Lebensmittel und Getränke für das Fest können jetzt schon eingekauft werden.

Welcher Baum soll es dieses Jahr sein? Oder wollen Sie diesen gar selbst fällen gehen. Wenn ja, kümmern Sie sich jetzt schon darum.

3 Wochen bis Weihnachten

Sind alle Geschenke verpackt und verschickt? Ist die Weihnachtspost erledigt?

Plätzchen sind auch noch genügend da? Wenn nicht, nutzen Sie das Wochenende mit der ganzen Familie zum backen

Kleiderfragen für das Fest klären und eventuell noch zur Reinigung bringen.

2 Wochen bis Weihnachten

Weihnachtskarten versenden.

Sie waren noch nicht auf dem Weihnachtsmarkt? Dann tun sie es jetzt noch, sofern Sie und Ihre Familie dies auch mögen.

Haben Sie an eine Kleinigkeit für den Postboten oder den Hausmeister gedacht? Lebensmittel, die nicht so schnell verderben einkaufen.

Hausputz noch angesagt? Dann erledigen Sie das jetzt.

3 bis 4 Tage vor Weihnachten

Besorgen Sie die restlichen Lebensmittel.

Überlegen Sie was Sie schon vorkochen können.

Spätestens jetzt sollten Sie den Weihnachtsbaum kaufen und schmücken. Und wenn Sie Weihnachtsbesuch erwarten, dann richten Sie am besten jetzt schon die Gästezimmer her.

Wenn Sie verreisen, dann können Sie schon in Ruhe die Koffer packen.

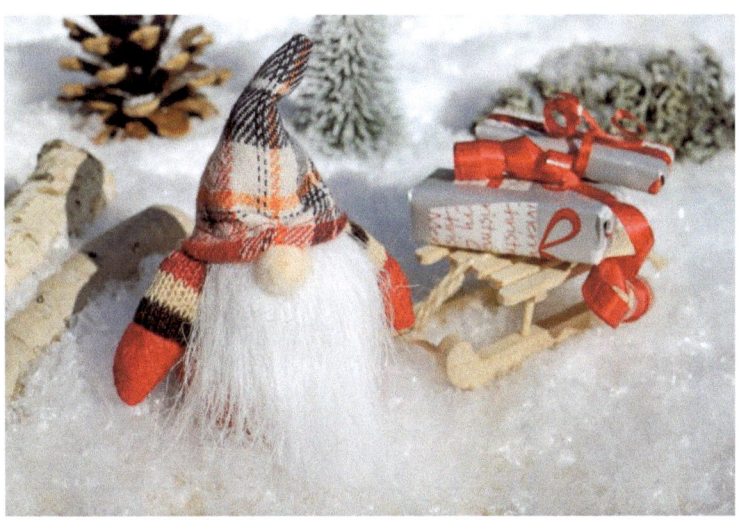

Checkliste Weihnachtsbäckerei-Planer

Hier können Sie sich die Rezepte notieren, die Sie nach backen möchten. Machen Sie sich auch gleich Notizen, wie sie geschmeckt haben und was Sie verbessern würden.

Backplaner	Wer hilft mit?
Notieren Sie, wie viel und an wen und welche Plätzchen Sie verschenken möchten.	
Schauen Sie sich an, welche Plätzchen Sie im letzten Jahr gebacken haben und streichen Sie diejenigen durch, die Ihnen nicht gelungen sind oder Ihnen und Ihrer Familie nicht geschmeckt haben.	

Notieren Sie die geplante Backmenge und die erforderlichen Zutaten dafür.	
Kontrollieren Sie die Backzutaten und besorgen Sie sich die fehlenden Zutaten.	
Beginnen Sie rechtzeitig zu backen.	
Verpacken Sie die Plätzchen, die Sie verschenken möchten, gleich als Geschenke. So besteht nicht die Gefahr, dass sie vorher schon vernascht werden.	
Nehmen Sie sich nach Weihnachten etwas Zeit und streichen Sie all die Rezepte durch, die nicht gelungen sind, nicht geschmeckt haben oder notieren Sie sich eventuelle Verbesserungsvorschläge.	

Nutzen Sie die folgenden Seiten gern für Ihre Plätzchenbackaktion:

Welche Plätzchen / Kuchen möchten Sie backen und in welcher Menge?

_____

_____

_____

_____

_____

_____

_____

Welche Zutaten benötigen Sie dafür?

_____

_____

_____

_____

_____

_____

_____

_____

_____

Budgetplaner

Geschenke für wen?	Budget	Ausgaben

Geschenke für wen?	Budget	Ausgaben

Weihnachts- karten		
Porto		
Verpackung		
Spenden		
Sonstiges		

Dekorations-material	Budget	Ausgaben

Dekorations-material	Budget	Ausgaben

Weihnachts-baum		
Adventskranz		
Kerzen		

Nahrungsmittel	Budget

Dekorationsplaner

Auf den folgenden Seiten haben Sie Platz, all Ihre Dekorations- und Bastelideen zu sammeln und zu bündeln. Gleichzeitig dient Ihnen diese Checkliste als Budgetplaner.

Dekorationsliste	Wer hilft?
Sammeln Sie Ihre Ideen und notieren Sie sie auf dieser Checkliste.	
Entscheiden Sie sich für einen Weihnachtsschmuck.	
Bestellen Sie rechtzeitig Ihren Weihnachtsbaum.	
Kontrollieren Sie was vorhanden ist und notieren Sie auf Ihrer Einkaufsliste was Sie noch besorgen müssen.	
Verstauen Sie nach Weihnachten die Artikel möglichst in Originalkartons. Beschriften Sie diese. So finden Sie im kommenden Jahr alles viel leichter.	

Notieren Sie hier all Ihre Dekorationsideen und aus welcher Quelle diese stammen. Welche Utensilien benötigen Sie dafür und wo erhalten Sie diese?

_____

_____

_____

_____

_____

_____

_____

_____

_____

_____

Festmenü-Planer

Damit Sie auch das Festessen genießen können, habe ich hier eine Checkliste vorbereitet, die Sie dabei unterstützen soll. Verlieren Sie dennoch niemals die Freude und genießen Sie die (Vor)weihnachtszeit. Und beziehen Sie Ihre Familie mit ein.

Checkliste	Wer hilft mit?
An welchem Tag soll das Festessen stattfinden?	
Erwarten Sie Gäste und wenn ja, wie viele?	
Stellen Sie das Festmahl zusammen. Beziehen Sie auch Ihre Familie mit ein.	
Notieren Sie dies auf Ihrem Festmenüplaner.	

Notieren Sie sich alle notwendigen Zutaten.	
Welche Familienmitglieder können Ihnen bei den Vorbereitungen helfen?	
Prüfen Sie die vorhandenen Zutaten und Getränke und kaufen Sie fehlende rechtzeitig ein.	
Bestellen Sie rechtzeitig Gans, Ente oder ähnliches.	
Kalkulieren Sie längere Auftauzeiten bei Ihrem Gefriergut ein.	
Decken Sie die Festtafel (wenn es die Räumlichkeiten zulassen) am Abend zuvor.	

Festmenü-Planer

An welchem Tag findet das Essen statt?

Datum und Uhrzeit _____

Anzahl der Gäste? _____

Hier haben Sie ausreichend Platz für die Planung Ihres Festessens:

Nutzen Sie die Seiten, um die genaue Speisenfolge aufzuschreiben, wo Sie dieses Rezept gefunden haben (Rezeptquelle), welche Zutaten Sie dafür benötigen und wer Ihnen mithelfen kann.

Vorspeise:

_____

_____

_____

_____

_____

Suppe:

_____

_____

_____

_____

Salat:

_____

_____

_____

_____

_____

Hauptgericht:

_____

_____

_____

_____

_____

Beilagen

_____

_____

_____

Gemüse

_____

_____

_____

Dessert

_____

_____

Brot

_____

_____

Getränke

_____

_____

_____

_____

_____

Grußkarten-Planer

Mit dieser Liste können Sie ganz einfach Ihre Weihnachtspost planen und verwalten.

Checkliste	Wer hilft?	erledigt
Erstellen Sie eine Adressliste.		
Entscheiden Sie sich, ob Sie Karten selbst basteln und gestalten oder ob Sie Weihnachts-karten kaufen.		
Entwerfen Sie einen passenden Text.		
Besorgen Sie sich das notwendige Zubehör (Papier, Umschläge, Briefmarken usw.).		

Checkliste	Wer hilft?	erledigt
Versenden Sie die Karten Anfang Dezember, damit sie auch rechtzeitig beim Empfänger ankommen.		

8-Wochen-Planung

In dieser Checkliste sind alle Tätigkeiten aufgeführt, welche Sie in der Vorweihnachtszeit erledigen sollten. Damit Sie die Vorweihnachtszeit auch wirklich genießen können, beginnt dieser Planer bereits in der ersten Novemberwoche.

Der Planer soll Sie rechtzeitig an wichtige Vorbereitungen erinnern. Dennoch werden Sie einiges verschieben oder später erledigen können. Betrachten Sie ihn als flexible Erinnerungshilfe mit dem Wissen, wer frühzeitig plant und umsetzt, kann die Adventszeit besser genießen.

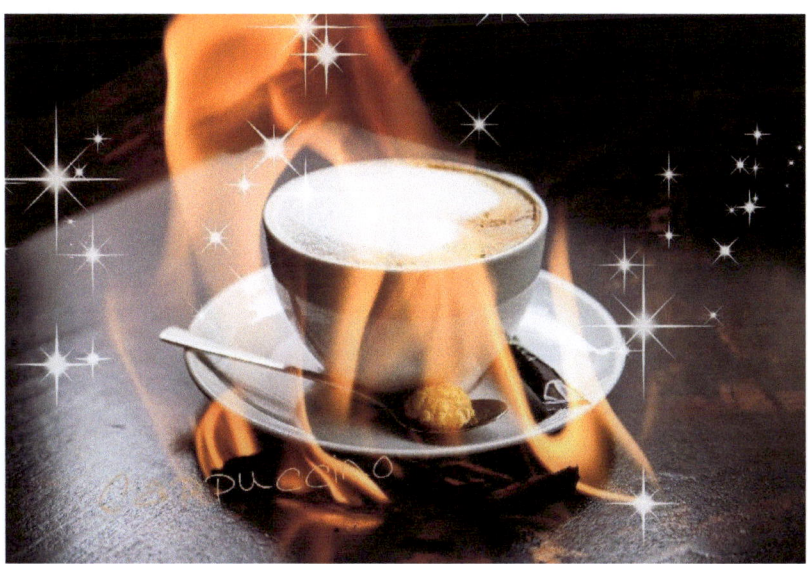

1. Novemberwoche

1. Nehmen Sie sich einen Nachmittag Zeit und setzen Sie sich mit Ihrer Familie bei einer gemütlichen Tasse Tee, Kaffee oder Kakao zusammen und besprechen Sie wie sich jeder Einzelne Weihnachten vorstellt zu feiern.

Finden Sie einen guten Kompromiss mit welchem sich alle Familienmitglieder wohlfühlen.

_____

_____

_____

_____

_____

_____

_____

_____

2. Machen Sie sich mit den Checklisten vertraut und machen Sie erste Eintragungen. Ergänzen Sie diese regelmäßig, sobald Ihnen wieder etwas dazu einfällt.

3. Falls Sie verreisen möchten, ist es nun höchste Zeit die Tickets für Bahn und / oder Flieger zu buchen.

_____

_____

_____

4. Überlegen Sie sich, wo Sie die Geschenke lagern möchten.

_____

_____

_____

5. Besorgen Sie das Verpackungsmaterial (Kartonagen, Geschenktüten o.ä.) für die Geschenke.

_____

6. Soll der Weihnachtsmann kommen? Kümmern Sie sich am besten jetzt schon darum.

_____

_____

_____

7. Sie möchten Geschenke selbst machen? Mit dem Stricken, dem Erstellen eines Fotobuches oder eines Kalenders jetzt beginnen

8. Wo soll das Festessen stattfinden?

_____

9. Besprechen Sie am besten jetzt schon, was es für ein Festmahl geben soll. Gegebenenfalls die Gans, Ente o.ä. jetzt schon vorbestellen.

12. Tragen Sie alle bereits festen Termine in Ihren Kalender ein.

10. Erwarten Sie Übernachtungsgäste? Dann überlege, Sie jetzt schon, was Sie dafür alles noch vorbereiten müssen.

_____

_____

_____

_____

11. Besprechen Sie mit Ihrer Familie das Budget für die Geschenke und nutzen Sie hierfür auch die Checkliste Geschenkplaner.

13. Checken Sie vorhandenes Dekorationsmaterial und überprüfen Sie auch die Funktionalität der Lichterkette(n). Notieren Sie alles auf der Dekorations-Checkliste, was noch benötigt wird.

2. Novemberwoche

1. Bestellen und besorgen Sie schon die ersten Geschenke und notieren Sie dies auch auf der Geschenke-Checkliste.

2. Kaufen Sie bereits jetzt schon Geschenkpapier, Schleifen, Kerzen und was Sie sonst noch an Dekorationsmaterial benötigen, denn jetzt ist die Auswahl am größten.

3. Notieren Sie gemeinsam mit der Familie, an wem alles eine Grußkarte versendet werden soll und notieren Sie dies auch auf der Grußkarten- Checkliste.

4. Besorgen Sie die Grußkarten, da jetzt die Auswahl noch groß ist.

5. Wenn Sie mit der Familie zu Weihnachten in einem Restaurant essen möchten, dann buchen Sie spätesten jetzt den Tisch.

_____

_____

_____

6. Besorgen Sie ggfs. einen Adventskalender, oder basteln Sie ihn jetzt selber. Tragen Sie jetzt schon die Kleinigkeiten zusammen, die Sie in den Adventskalender stecken möchten.

_____

_____

_____

_____

_____

_____

_____

7. Arzt- und Friseurbesuche jetzt noch vereinbaren.

8. Nehmen Sie sich Zeit für den Weihnachtsbäckerei-Planer und erstellen Sie die Einkaufsliste dafür.

3. Novemberwoche

1. Entscheiden Sie sich ob Sie den Adventskranz selbst basteln oder kaufen wollen.

2. Checken Sie auf Ihrem Geschenkeplaner, welche Geschenke Sie noch benötigen und besorgen Sie diese.

3. Erstellen Sie das Weihnachtsmenü und notieren Sie sich die Zutaten gleich auf Ihrer Einkaufsliste.

4. Nehmen Sie sich Zeit und backen Sie mit Ihrer Familie Plätzchen und Kekse.

5. Verpacken und beschriften Sie die bereits besorgten Geschenke.

6. Setzen Sie sich mit einer Tasse Tee hin und schreiben Sie die Grußkarten. Sind es recht viele, dann verteilen Sie dies auf mehrere Tage und beziehen Sie Ihre Familie mit ein.

7. Wenn schon ein gründlicher Hausputz ansteht, dann in dieser Woche.

8. Überlege Sie, ob und was Sie und Ihre Familie zu Nikolaus plant und notieren Sie dies ebenfalls.

_____

_____

_____

_____

9. Beginnen Sie mit dem Dekorieren und Schmücken. Beziehen Sie Ihre Familie mit ein und gönnen Sie sich zwischendurch immer wieder Genießermomente.

10. Checken Sie nochmals den Geschenkeplaner und besorgen die noch ausstehenden Geschenke.

11. Basteln Sie mit Ihren Kindern schöne Weihnachtsdekorationen und genießen Sie das bei selbst gebackenen Plätzchen und einer heißen Tasse Kakao.

1. Dezemberwoche

1. Plätzchen backen

2. Fehlen noch Geschenke?

3. Checken Sie nochmals die Einkaufsliste und besorgen Sie schon die haltbaren Lebensmittel und Getränke.

4. Wird Festkleidung benötigt? Checken Sie, ob alles vorhanden ist.

_____

_____

5. Welcher Baum soll aufgestellt werden? Soll der Baum selbst „geschlagen" werden? Dann müssen Sie sich jetzt kümmern, wo Sie diesen erhalten.

_____

_____

_____

Nehmen Sie sich Zeit für einen Bummel über die Weihnachtsmärkte, fürs Geschichten vorlesen, singen – eben alles um sich mit der Familie gelassen und besinnlich auf die Weihnachtszeit einzustimmen.

2. Dezemberwoche

1. Checken Sie nochmals alle Listen, ob Sie auch nichts vergessen haben.

2. Versenden Sie alle Grußkarten und Geschenke.

3. Jetzt aber unbedingt den Weihnachtsbaum besorgen.

4. Tun Sie was Gutes für andere. Spenden Sie z. Bsp. Spielzeug an Kinderheime, Kleidung und etwas zu essen an Bedürftige. Auch für die Kinder ist dies eine wichtige Erfahrung.

3. Dezemberwoche

1. Kaufen Sie die fehlenden Lebensmittel ein und beginnen Sie (wenn möglich) mit den ersten Vorbereitungen fürs Festmahl.

2. Kontrollieren Sie ggfs. nochmals die Geschenke.

3. Doch noch eine Ladung Plätzchen backen? Dann aber bitte mit Freude, Ruhe und Genuss.

4. Eine Aufmerksamkeit für den Postboten oder Handwerker besorgt?

_____

_____

_____

_____

_____

1 bis 3 Tage vor dem Fest

1. Kontrollieren Sie nochmals alle Checklisten.

2. Decken Sie ggfs. Fest- und Gabentisch rechtzeitig.

3. Beginnen Sie das Festmenü vorzubereiten.

4. Lesen Sie Ihren Kindern Weihnachtsgeschichten vor, singen, genießen und entspannen Sie mit Ihrer Familie.

5. Kaufen Sie die restlichen frischen Lebensmittel ein.

6. Minikleiner Hausputz eventuell nochmals ansetzen, vor allem wenn Gäste kommen.

7. Schmücken Sie den Weihnachtsbaum.

8. Wenn Sie selbst verreisen, dann die Koffer packen und ggfs. die Geschenke einpacken.

Weihnachten

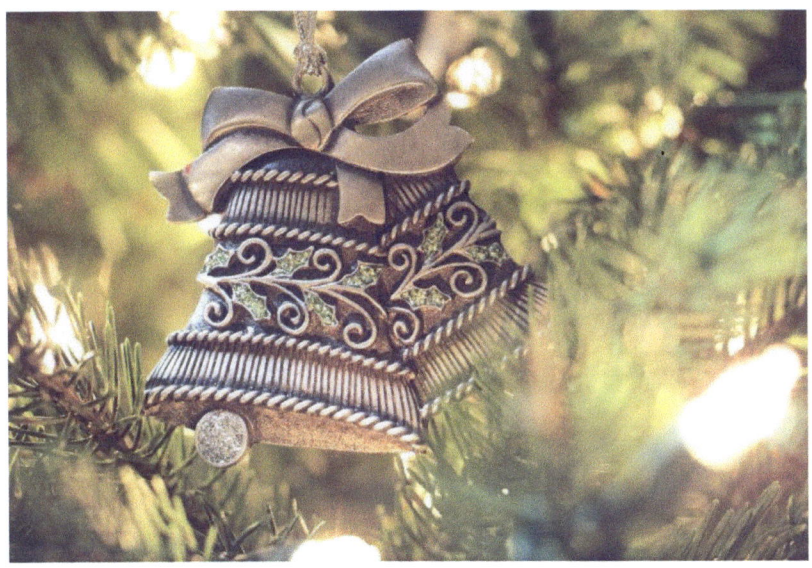

Jetzt ist feiern und genießen angesagt – und alles ohne Checklisten und Terminplan. Genießen Sie diese Zeit – auch wenn nicht alles so perfekt läuft, wie Sie es geplant haben. Die kleinen unperfekten Momente machen das Zusammensein doch erst lebens-und liebenswert.

Nach Weihnachten

1. Überlegen Sie, an wen Sie eventuell Dankeskarten schreiben möchten.

_____

_____

_____

_____

2. Verstauen Sie die Weihnachtsdekoration.

3. Ersetzen Sie kaputt gegangene Dekorationen am besten jetzt, dann sparen Sie schon mal bis zu 90 %. Auch Kerzen sind jetzt extrem heruntergesetzt. Nutzen Sie die Zeit.

4. Nehmen Sie am besten nochmal die Planer zur Hand und machen Sie sich Notizen, falls Sie einige Dinge im kommenden Jahr verbessern oder anders machen möchten.

Besinnliches

Nun möchten wir Ihnen noch drei ganz wundervolle Weihnachtsgedichte und Zitate mit auf den Weg geben. Uns haben Sie immer wieder zum Nachdenken und Bewusstwerdung gebracht und eigentlich ist Weihnachten ja auch das Fest der Liebe.

Doch leider ist dieses besinnliche Fest so kommerzialisiert worden, dass oftmals das wahllose Schenken im Vordergrund steht und die Nächstenliebe, das Mitgefühl unsere Mitmenschen gegenüber oft verdrängt wird.

Deshalb diese wunderschönen Gedichte, um Innezuhalten, sich bewusstwerden, wie gut es einem eigentlich geht und dankbar sein für das Leben.

Machen Sie es sich mit einer Tasse Tee oder Kakao gemütlich, legen Sie besinnliche Weihnachtsmusik ein und lassen Sie sich auf eine Reise in Frieden, Harmonie und Ruhe ein.

Schenken

Schenke groß oder klein,
aber immer gediegen.
Wenn die Bedachten die Gaben wiegen,
sei Dein Gewissen rein.

Schenke herzlich und frei.
Schenke dabei,
was in Dir wohnt
an Meinung, Geschmack und Humor,
so dass die eigene Freude zuvor
Dich reichlich belohnt.

Schenke mit Geist ohne List.
Sei eingedenk,
dass Dein Geschenk
Du selber bist.

(Joachim Ringelnatz)

Weihnachtslied aus Haiti

Es ist Weihnachten,
wenn alle bereit sind für das Fest.
Weihnachten heißt: mit Hoffnung leben.
Wenn sich Menschen die Hände
zur Versöhnung reichen,
wenn der Fremde aufgenommen,
wenn einer dem anderen hilft,
das Böse zu meiden und das Gute zu tun,
dann ist Weihnachten.

Weihnachten heißt: die Tränen trocknen,
das, was Du hast, mit anderen zu teilen;
jedes Mal, wenn die Not eines Unglücklichen
gemildert ist, wird Weihnachten.

Jeder Tag ist Weihnachten
auf der Erde, jedes Mal, wenn einer
dem anderen Liebe schenkt;
wenn Herzen zufrieden und glücklich sind,
ist Weihnachten;
dann steigt Gott wieder vom Himmel herab
und bringt das Licht.

Weihnachten

Jedes Mal, wenn zwei Menschen einander verzeihen,
ist Weihnachten.

Jedes Mal, wenn Ihr Verständnis zeigt für Eure Kinder,
ist Weihnachten.

Jedes Mal, wenn Ihr einem Menschen helft,
ist Weihnachten.

Jedes Mal, wenn ein Kind geboren wird,
ist Weihnachten.

Jedes Mal, wenn Du versuchst, Deinem Leben
einen neuen Sinn zu geben,
ist Weihnachten.

Jedes Mal, wenn Ihr einander anseht
mit den Augen des Herzens,
mit einem Lächeln auf den Lippen,
ist Weihnachten.

(Brasilianische Volksweisheit)

Über die Autoren

Birgit Terletzki, Jahrgang 1972, ist seit mehr als 10 Jahren als gelernte Pharmareferentin, Gesundheitsökonomin sowie ausgebildete Trainerin für Stressmanagement, Entspannungstechniken sowie Rückengesundheit und Ernährung im Gesundheitsbereich tätig.

Seit dieser Zeit beobachtet sie, dass nicht nur die Anzahl der übergewichtigen Personen tendenziell ansteigt, sondern auch, dass das Wissen um ein gesundes Leben mehr und mehr abnimmt — oft aufgrund gesellschaftlicher Einflüsse. Doch auch scheinbar gesunde Menschen klagen zunehmend über Rücken- und Nackenprobleme, Antriebslosigkeit, Überforderung und allgemeiner Müdigkeit. Viele sehen ihren Job nur noch als Belastung und notwendiges Übel an.

Symptome werden heute nur noch mit Medikamenten behandelt. Die Ursachenforschung fällt gänzlich weg. Somit geraten wir in einen Teufelskreis, Krankheiten häufen sich und bauen aufeinander auf. So entstehen zahlreiche Krankheiten oft aufgrund falscher Ernährung und zu wenig Bewegung. Aber auch Stressfaktoren und eingefahrene Verhaltensmuster spielen hierbei eine entscheidende Rolle.

Aus ihrer Sicht ist die Ernährung DIE Grundlage für Gesundheit oder eben auch Krankheit. Gesunde Ernährung hat nichts mit Verzicht zu tun. Und das möchte sie mit ihren Rezepten zeigen.

Birgit Terletzki hat sich darauf spezialisiert, betroffenen und interessierten Menschen zu helfen, aus diesem Teufelskreis auszubrechen – mit kleinen, aber äußerst effektiven Schritten, welche absolut familien- und alltagstauglich und für JEDERMANN geeignet sind.

Des Weiteren gibt sie in Unternehmen Seminare zum Thema Rückengesundheit, Stressbewältigung und gesunde aber alltagstaugliche Ernährung. Mit Ihrem Partner Marc Bratek, welcher sich seit vielen Jahren auf Raumpsychologie spezialisiert, wird das Angebot der ganzheitlichen Gesundheit abgerundet. Denn auch unsere Räume haben einen nicht zu unterschätzenden Einfluss auf unser Leben, auf unser Wohlbefinden, unsere Gesundheit und unseren Erfolg. Um ihre Klienten rundum ganzheitlich ausgelegte Tipps individuell abgestimmt auf deren Wohn-und Lebenssituation zu geben, hat sich Marc Bratek zudem als ganzheitlicher Ernährungsberater eines Schweizers Gesundheitsinstitutes ausbilden lassen. Denn wer etwas bewegen möchte, sollte auf seine Gesundheit achten – und diese beginnt bereits in dem Raum, in welchem man sich aufhält.

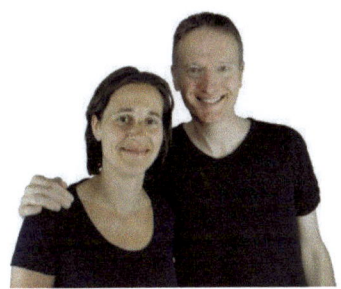

Sie erreichen die Autoren über Ihre Webadressen http://www.gesunder-mitarbeiter.de und www.gesundheit-lenkt-energie.de oder per Mail unter info@gesunder-mitarbeiter.de.

*Die hier vorgestellten Checklisten können Sie sich auch alle auf unserer Website https://gesundheit-lenkt-energie-akademie.de/checklisten-weihnachten herunterladen. Bitte geben Sie dann das Passwort: **weihnachten** ein.*

Weitere Bücher der Autoren

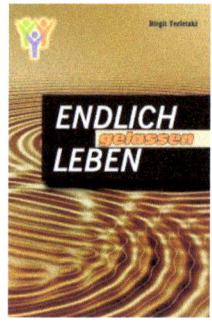

Birgit Terletzki zeigt Ihnen Methoden, wie Sie mit Stress sofort umgehen und gelassener werden. Mit diesem Praxisbuch haben Sie effektive und nachhaltige Strategien an der Hand, die Ihnen helfen in stressigen Situationen Ruhe zu bewahren. Freuen Sie sich auf mehr Leichtigkeit und Gelassenheit in Ihrem Leben.

ISBN 9783738633511

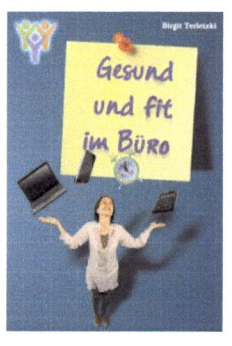

Dieses Buch zeigt Ihnen:

Die Zusammenhänge zwischen unserer Lebensweise und dem Entstehen vieler Beschwerden auf. Effektive und schnelle Büroübungen, die Sie ohne zusätzlichen Zeitaufwand in Ihren Alltag integrieren können, egal ob im Meeting, beim Telefonieren, auf Geschäftsreisen oder im Auto. Möglichkeiten für eine schnelle Entspannung im Joballtag. Varianten einer schmackhaften und leistungsfördernden Büronahrung.

ISBN 9783738616323

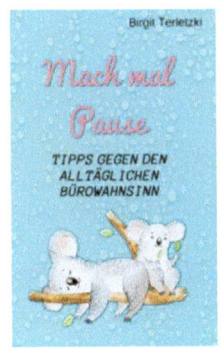

Pausen sind wichtig, da sie die eigene Leistungsfähigkeit erhalten und dadurch Fehler vermieden werden. Auch ist es erwiesen, dass mehr Unfälle passieren, wenn keine regelmäßigen Pausen eingelegt werden. Man hat sogar festgestellt, dass bereits nach 20 bis 30 Minuten konzentrierter Arbeit die Leistungsfähigkeit und Konzentration abnimmt. Es reichen meist schon 5 Minuten Auszeit aus, um den Fokus wieder zu schärfen, um aufzutanken und konzentriert weiterzuarbeiten.

ISBN: 978-3748101307

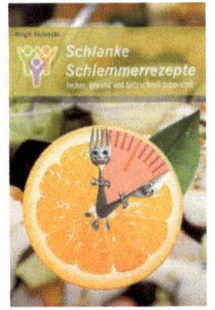

Gesunde Schlankmacher mit Genussgarantie
Gründe nicht zu kochen gibt es viele, gesund zu kochen auch.

Dieses Buch bietet Ihnen:

Hintergrundinformationen für eine gesunde und schlanke Ernährung. Alltagserprobte, familientaugliche und verblüffend einfache Rezepte, garantiert frei von Dickmachern, den Bedürfnissen der heutigen Zeit angepasst.

110 Seiten, Paperback 5,99 EUR

Bildnachweis

Bilder von www.stock.adobe.com

Cover: Snowman Background in Winter #226348136; #226348114 (©defpics)

Seite 46: cooking christmas biscuit #227945142(©M.studio)

Seite 48: Kekse, Zimtsterne mit Nüssen zur Weihnachtszeit #225767227 (©defpics)

lizenzfreie Bilder von www.pixabay.com

Seite 13, Seite 37, Seite 45, Seite 55, Seite 60, Seite 70, Seite 94, Seite 108